VISITES PASTORALES

D'ODON RIGAUD,

ARCHEVÊQUE DE ROUEN,

Dans les Diocèses de la Basse-Normandie, en 1250, 1256, 1266

Publiées pour la première fois d'après le manuscrit de la bibliothèque royale,

PAR M. DE CAUMONT,

CORRESPONDANT DE L'INSTITUT DE FRANCE,

CAEN. — A. HARDEL, SUCCESSEUR DE M. CHALOPIN.
PARIS. — DERACHE, RUE DU BOULOY, N. 7. — TECHENER, PLACE DU LOUVRE. — CROZET, QUAI MALAQUAIS.
ROUEN. — FRÈRE, QUAI DE PARIS.
BAYEUX. — GROULT.

1837.

RELATION

Des visites pastorales faites dans les Diocèses de la Basse-Normandie, par ODON RIGAULT, *Archevêque de Rouen.*

AVERTISSEMENT.

Le livre des visites pastorales d'Odon Rigault, archevêque de Rouen, renferme, comme ce titre l'indique, la relation des voyages faits par ce prélat pour s'assurer de l'état des maisons religieuses et de leur discipline, non seulement dans le diocèse de Rouen, mais dans tous les autres évêchés suffragants de sa métropole. Plusieurs visites furent faites en Basse-Normandie, et le journal de l'archevêque, à ces diverses époques, fournit les renseignements les plus curieux, sur le régime intérieur des maisons religieuses, leurs revenus, leur importance relative.

Un manuscrit aussi précieux ne pouvait rester inconnu, accessible qu'il est à la bibliothèque royale aux recherches de tous les érudits. Depuis long-temps déjà divers archéologues l'ont consulté et en ont apprécié tout l'intérêt. Nous en avons d'assez longs fragments transcrits par M. l'abbé De La Rue, dès l'année 1804. Dans la suite, M. Floquet, ancien élève de l'école des Chartes, savant archéologue de Rouen, a copié le manuscrit tout entier et en a communiqué diverses parties à ceux qui les ont réclamées de son obligeance. Pour moi qui possédais les fragments transcrits par l'abbé De La Rue, en 1804, et qui se rapportent au

diocèse de Bayeux (1), j'ai cru devoir étendre cette
copie du livre d'Odon Rigault aux diocèses de Séez,
de Lisieux, de Coutances et d'Avranches, afin de posséder
toute la partie du manuscrit qui se rapporte à la Basse-Normandie. Aidé par un savant du premier ordre dont je ne
puis assez reconnaître l'obligeance, M. Guérard, de l'Institut,
et par un élève distingué de l'école des Chartes (2), quelques
jours de résidence à Paris ont suffi pour terminer ce petit
travail de transcription.

Il m'a semblé que cette partie du livre d'Odon Rigault
serait fort utile aux archéologues Normands, et je m'empresse
de la faire imprimer sans y rien changer, en ajoutant
seulement en note des éclaircissements qui me paraissent
indispensables sur la position géographique des lieux mentionnés.

Il me reste à dire un mot du manuscrit de la bibliothèque
royale : c'est un petit in-folio composé de 660 pages et relié
en veau; il porte le n°. 1245 et vient du fond de Gaignières.

Les premières visites indiquées commencent à l'année 1248;
pendant deux années l'archevêque ne s'occupa que de la
Haute-Normandie, et ce fut en 1250 qu'il vint pour la première fois dans nos contrées.

Un grand nombre de réflexions surgissent de l'examen du
livre d'Odon Rigault, nous pourrons en présenter quelques-
unes quand nous serons parvenus à la fin de cette relation.

A. DE CAUMONT.

(1) J'ai acquis, avec M. Galeron et M. le marquis de Ste.-Marie,
une portion des notes manuscrites de M. l'abbé De La Rue.
(2) M. Ackermann.

Visitatio sagiensis diocesis, anno M. CC., Quinquagesimo.

VIII. Idus Julii apud Sanctam Gauburgim (1). Ibi sunt monachi de Sancto Dionisio in Franciâ (St.-Denis, près Paris). Prior non erat ibi. Imno monachi sui ipsum fecerant vocari apud Sanctum Dionisium. Noluerunt nobis aliquid respondere, dicentes se exemptos esse. Verumptamen fama laborabat contra aliquos monachos ipsius loci, de incontinentia et discursu per villam.

VII. Idus Julii apud Domnam Mariam (2); ibi sunt duo monachi Gimeticenses; non servant jejunia regulæ. Habent in redditibus cxx libras. Injunximus ut plenius observarent jejunia.

VI. Idus Julii ibid., cum expensis nostris.

V. Idus Julii ibid., cum expensis nostris.

IIII. Idus Julii apud Sanctum Martinum de Belesma, (Belesme) cum expensis prioratus. Ibi sunt monachi ordinis *Majoris Monasterii* (3), et cum procurationem nostram nobis solvissent pro ipso prioratu diximus eis, presentibus magistris Simone de Sancto Petro super divam, canonico Lexoviensi, Roberto de Grainvilla, canonico Rothomagensi, Theobaldo Scolastico Lexoviensi, Stephano de Lorriaco, clericis et sociis nos-

(1) Ste.-Gauburge de la Coudre, canton de Nocé, arrondissement de Mortagne.

(2) Danmarie, paroisse du Doyenné de Bellême (Orne), dans laquelle un prieuré avait été fondé par Albert, comte du Perche. La charte de fondation est rapportée par Bry de la Clergerie.

(3) La célèbre abbaye de Marmoutiers, près de Tours, dont dépendait le prieuré de Bellême.

tris; fratribus Guilelmo de Guerchia, Petro Belini de ordine minorum , et Stephano de Giemo clerico nostro , ut in crastino
pararent nobis procurationem nostram de Sancto Leonardo
in castro de Belesma. Qui omnino negaverunt nobis. Nos
autem obtulimus eis quod daremus eis terminum octo dierum
infra quem ostenderent nobis rationes si quas haberent quare
ad dictam procurationem minime tenerentur , et ab ipsis
requisivimus utrum ipsum terminum acceptarent. Qui non
responderunt; tamen dixerunt quod haberent consilium. Et
preter ista , et ante omnia ista ipsi appellaverunt sedem
apostolicam, quia procurationem ipsam exigebamus indebitam
et inconsuetam; et incontinenti redeuntes de consilio , responderunt quod nec diem acceptarent nec rationes alias assigna-
rent (1), scriptum apellationis sue fuit hoc.

« Quoniam vos reverende pater... Dei gratia Rothoma-
« gensis archiepiscope , à priore et monachis de Belisma pe-
« titis inconsuetam et indebitam procurationem et vultis inde-
« bite extorquere;ideo dicti prior et monachi in hoc sentientes
« se gravari, se et sua ponunt in protectionem Domini Pape,
« et sedem apostolicam in scriptis appellant , ne aliquid
« contra eos et sua attemptetis et petunt instanter apostolos. »

In crastino interrogavimus ipsos de statu domus. Qui dix-
runt quod habebant abbatem et priorem per quos se corrige
rent si ibi erat aliquid corrigendum. Et nos eisdem diximus
quod infra festum Assumptionis Beate Virginis ostenderent
nobis privilegia sua si que haberent, quod non deberemus
visitationem ibidem exercere.

(1) On voit que toutes les maisons religieuses ne se soumet-
taient pas à l'inspection de l'archevêque. La suite de cette relation montrera Odon Rigault repoussé de plusieurs autres établissements qui prétendaient n'être point tenus de se soumettre
à sa visite.

Ipsa die pernoctavimus apud *Sanctum Grodôgrandum* cum expensis nostris.

II. Idus julii apud *Alenconium* (Alençon). Ibi sunt duo monachi de *Longolatu* (Lonlay). Solent esse tres. Ordinavimus, quod suppleatur numerus. Non servant jejunia regule, injunximus priori ut plenius ea observaret et faceret observari: Carnes comedunt absque necessitate. Interdiximus eis esum carnium nisi quatenus regula permittit. Habent in redditibus vii^{XX}(140) libras turonenses, debent circa XXV libras. Prior non computat cum socio suo de statu domus; statuimus ut socii sui sciant omnes statum domus.

Idus julii apud Sanctum Martinum Sagiensem (St.-Martin de Séez). Ibi sunt XXXV monachi; omnes sunt sacerdotes, preter tres; non habent statuta pape Gregorii in Gallico. Non servant jejunia regule in prioratibus foraneis. Injunximus abbati quod ea observari faceret; utuntur culcitris (1) in prioratibus, comedunt carnes absque necessitate; interdiximus eis esum carnium nisi quatenus regula permittit; habent in redditibus xvii^{c}(1700) libras, debent circa VII. CC. (700) libras.

XVII. Kal. Augusti, apud Sanctum Gervasium, cathedralem ecclesiam Sagiensem, ibi sunt vigenti IIII^{or} (24) canonici. Unus canonicus solus deservit in quadam ecclesia Cenomanensis diocesis.

Omnes sunt sacerdotes exceptis tribus; illi qui non sunt sacerdotes non communicant nisi semel in anno. Ordinavimus ut communicent in pascha, in natali Domini, et in festo Penthecostes. Claustrum non bene servatur, immo intrant

---

(1) *Utuntur culcitris.* — Ils se servent de matelats. *Culcitra* se prend aussi pour la couverture du lit. V. Ducange verbo *Culcitra.*

seculares claustrum. Nec servatur silentium nec in claustro, nec in ecclesia, et sedent seculares clerici et presbyteri cum canonicis in choro ; aliqui canonici habent *sargias radia-tas* (1). Injunximus episcopo ut sargias radiatas faceret removeri. Habent redditus circa M. CC. libras, habent ecclesias ubi deserviunt vicarii seculares qui non habent curam animarum; ordinavimus quod ipsi vicarii presententur episcopo, ut recipiant ab ipso curam animarum. Seculares comedunt cum eis in refectorio. Debent pensiones circa XXXIII libras ; plus debetur eis quam debent, et habent sufficientia estauramenta (2). Archidiaconi emunt equos suos per se ipsos (5), canonici bibunt in villa. Prior aliquantulum est remissus, et impotens est ad exercendum officium. Item qnasdam personas ibidem invenimus diffamatas que inferius continentur in litteris quas episcopo Sagiensi misimus sub hac forma.

« Frater Odo permissione divina Rothomagensis ecclesie
« minister indignus (4), venerabili fratri G. Dei gratia Sagiensi
« episcopo salutem eternam in Domino Jesu Christo. Ex in-
« juncti nobis officii debito exercende visitationis ad Sa-
« giensem ecclesiam accedentes, ibidem invenimus aliqua re-
« formanda que conniventibus oculis pertransire nolumus nec

(1) *Sargias radiatas*, des étoffes de serges rayées ; l'archevêque défend cette infraction aux règles établies pour le costume. Au XIII°. siècle, dans certaines abbayes, on se servait indifféremment de diverses étoffes pour l'habillement.

(2) *Estauramenta*, provisions.

(3) Les archidiacres devaient chaque année faire des visites dans leurs archidiaconés, voilà probablement pourquoi ils avaient besoin de chevaux.

(4) Cette pièce qui résume tous les abus observés dans la cathédrale de Séez est extrêmement curieuse.

« debemus. Propter que cum ibidem frequenter converseminide
« negligentiâ redarguere vos possemus, nisi alias vestra diligen-
« tia redimeret culpam istam.—Invenimus enim quod sacro-
« sanctum et venerabile Corpus Christi circa majus altare non
« habetur ; quod transeuntibus per chorum et ibidem oran-
« tibus haberi deberet pre oculis ut ipsorum devotio augeretur.
« Item invenimus quod silentium ibi non tantum infringitur ,
« imo penitus non servatur et etiam in ecclesia , claustro , re-
« fectorio , dormitorio , canonici coram secularibus de verbis
« prorumpunt in jurgia,alii alios , et divinum officium per-
« turbando. Item invenimus quod hujusmodi objurgantes per
« aliquem non arcentur; item quod claustrum minime custodi-
« tur ; et in ipso claustro confabulantur et sedent canonici
« cum secularibus; nec est qui prohibeat intrare volentes. Item
« quod canonici seculares tam clericos quam laïcos etiam minus
« honestas personas ad comedendum secum invitant , et in re-
« fectorium introducunt etiam licentia non obtenta. Item quod
« hospitalitas nullatenus observatur , nec est qui recipiat hos-
« pites ut deberet. Item invenimus in dormitorio sargias sive
« capetia inhonesta ut pote radiata (1). Item multos canoni-
« corum graviter diffamatos,archidiaconos scilicet quasi omnes
« de proprietate notatos(2); nec de emolumentis suorum archi-

(1) Nous avons vu que les serges de différentes couleurs
étaient défendues ; il s'agit ici de cette étoffe employée aux
couvertures des lits, pour lesquels elle était aussi prohibée.
V. Ducange , *Verbo Sargin.*

(2) Accusés d'aimer la propriété. C'est un reproche que beau-
coup de moines et de chanoines avaient mérité au XIIIe. siècle ,
si l'on en juge par les observations d'Odon Rigault ; il en est
souvent question dans le livre de ses visites , et il combat tou-
jours cette propension à posséder pour soi plutôt qu'en com-
mun, qu'il remarque dans divers établissements.

« diaconatuum computant cum priore ; fratrem Oliverium de
« inobedientia sive protervia; Gervasium cellerarium, et can-
« torem de incontinentia et nimio discursu per villam et po-
« tatione in villa, et sine societate multociens et licencia non
« petita. Item iidem cantor et cellerarius frequenter remanent
« de completorio et matutinis. Item dictum cellerarium nota-
« tum invenimus de proprietate et missam suam celebrare ne-
« gligit et penitus pretermittit. Item invenimus quod Hugo
« Cortillers infamatus est de negotiatione, proprietate, inconti-
« nentia ac ebriositate. Item invenimus quod Wilelmus de
« Herbeio notatus est de proprietate et incontinentia et inho-
« nestam habet vestem ut pote diversicolorem et etiam ea uti-
« tur extra domum sine suppellicio et coloba(1). Item inveni-
« mus quod cum vos ad claustrum propter inhonestum gestum
« ejus misissetis eundem, ipsum ad assisias atornatum suum fe-
« cerint, et inde habet vagandi et recidivandi occasionem. Item
« invenimus quod canonici in villam euntes passim bibunt cum
« secularibus in domibus eorumdem. Item invenimus quod in
« ecclesiis parrochialibus habent vicarios non curatos, propter
« quod periculum imminet animarum nec vobis fuerint pre-
« sentati. Unde vobis mandamus quatenus hujusmodi omnes
« excessus taliter corrigatis, et correctionem vestram ita facia-
« tis observari quod de ampliori negligentia non possitis meri-
« to reprehendi. Nobis quid inde feceritis rescribentes, ut et
« nos ipsi manum si necesse fuerit apponamus. Datum apud
« Brayosam (Briouse, arrondissement d'Argentan) dominica
« ante festum beatorum Jacobi et Christofori, anno Domini.
« M°. CC°. quinquagesimo. »

---

(1) *Sine suppellicio et coloba*, **sans surpli ni calobre, espèce
de tunique sans manches. V. Ducauge. V. *Coloba*.

XVI. Kal. Augusti visitavimus monasterium monialium beate Marie *de Almeneschiis* (1). Ibi sunt XXXIIII moniales. Omnes sunt proprietarie, habent pelves, lebetes cupreos proprios, et monilia. Item contrahunt debita per villam, et comedunt et sedent in mensis per societates; unicuique ministratur pecunia ad providendum sibi de coquina et cibariis, multe remanent de completorio et matutinis, et bibunt post completorium. Theophana est ebriosa. Nec habent regulam vel terminum confitendi aut communicandi. Soror Hola nuper habuit puerum de quodam Michaele de Valle Guidonis. Seculares passim intrant claustrum et loquuntur cum monialibus. Item nunquam cenant in refectorio. Dionisia Debatim infamata est de magistro Nicholao de Bleue. Bene rixantur in claustro et choro. Aaliz cantatrix habuit puerum de Christiano. Item priorissa quondam habuit unum puerum. Non habent abbatissam quia nuper fuit mortua; de ipsa creanda compromiserunt in nos et Dominum Sagiensem, et habemus litteras compromissi.

Ipsa die pernoctavimus in monasterio de Silliaco (2) premonstratensis ordinis cum expensis monasterii.

XV. Kal. Augusti apud Sanctum Andream de Gofer cisterciensis ordinis (3), et transeundo visitavimus prioratum de Brivis(4), ibi sunt duo monachi Sancti Martini Sagiensis. Socius prioris aliquando exit domum licentia non petita, istud ei inhibuimus, nec communicat, nec confitetur secundum statuta pape Gregorii; ordinavimus quod statuta predicta circa hoc

(1) Almeneschcs, à 2 lieues de Séez, au nord.

(2) Silly, à 2 lieues à l'est d'Argentan, et à 4 lieues de Séez,

(3) Saint-André-en-Gouffern, commune de la Hoguette, près Falaise.

(4) Brieux, près de Vignats, à 2 lieues 1|2, au sud de Falaise : cette commune est du département de l'Orne.

observentur. Item non observant jejunia regule et carnes comedunt. Precepimus eis ut observarent jejunia, et esum eis interdiximus nisi quatenus regula permittit. Habent redditus circa, L. libras, debent circa XX libras. Et cum nos ratione visitationis predicte ab ipso prioratu procurationem peteremus abbas et conventus Sancti Martini Sagiensis pro prioratu predicto nobis eam omnino ‌ ‌ ‌ ‌ ‌avit, et demum super ipsa contentione compromisimus ‌‌‌ episcopum Sagiensem et litteras eorum habuimus sub hac forma.

« Universis presentes litteras inspecturis, abbas, et con-
« ventus Sancti Martini Sagiensis, salutem in Domino. Uni-
« versitati vestre tenore presentium notum fiat quod cum re-
« verendus pater O. Dei gratia Rothomagensis archiepiscopus
« ex officii sui debito suam provinciam visitaret in Sagiensi
« diocesi constitutus, et a prioratu de Breies monasterii nostri
« ejusdem diocesis procurationem peteret ratione visitationis
« quam ibi dicebat se habere, et nos ipsi diceremus ad
« hoc certis rationibus non teneri. Tandem nos predictus re-
« verendus pater O. super contentione predicta in venerabilem
« patrem nostrum G. Dei gratia Sagiensem episcopum compro-
« misimus promittentes sub pena centum marcharum argenti
« quod ratum et gratum habebimus quicquid per ipsum super
« premissis fuerit arbitratum. Datum anno Domini millesimo.
« CC°. quinquagesimo in vigilia beate Marie Magdalene. »

Ipsa die qua fuit festum beate Margarite visitavimus transeundo prioratum beate Margarite(1), et celebravimus ibi missam. Ibi sunt XXIIII moniales. Non servant silentium, vadunt in curiam sine licentia. Seculares intrant claustrum ; non vestiuntur de communi propter paupertatem. Habent C.

_____

(1) Ste.-Marguerite en Gouffern, commune de Vignats, à 2 lieues de Falaise.

libras redditus. Inhibimus ne aliqua vadat in curiam sine licentia priorisse , et ordinavimus quod melius servaretur claustrum , et quod quantum poterunt servant communitatem.

XIIII. Kal. Augusti apud Sanctum Johannem de Phalesia cum expensis monasterii , ibi sunt canonici premonstracenses.

XIII. Kal. Augusti ibidem , et dedicavimus ipsa die ecclesiam fratrum minorum ejusdem ville et comedimus ibidem.

XII. Kal. Augusti apud Braiosam (Briouze , Orne) , ibi sunt duo monachi de Saumuro (1).

XI. Kal. Augusti apud monasterium de Lonlayo, (2) Cenomanensis diocesis cum expensis nostris.

Visitatio Abrincensis Diocesis (anno 1250).

IX. Kal. Augusti apud Moreton (3) , et visitavimus capitulum Sancti Guilelmi ferrer. Ibi sunt XVI canonici seculares , sed non sunt residentes nisi quatuor. Jocelinus canonicus notatus est de negotiatione et mittit porcos in forestam ad impinguandum. Rogerus canonicus habet filiam suam secum que est quindecim annorum vel circa. Firminus vicarius prioris negociator est. Omnes istos monuimus ; pernoctavimus in prioratu de Rocherio cum expensis capituli predicti.

VIII. Kal. Augusti , ibidem cum expensis prioratus. Ibi sunt Monachi de Majore Monasterio (Marmoutiers).

VII. Kal. Augusti apud Savigniacum Cisterciensis ordinis cum expensis monasterii (4).

(1) Probablement de Saint-Florent de Saumur.
(2) Lonlay , arrondissement de Domfront.
(3) Mortain.
(4) Savigny , l'une des abbayes les plus importantes de Normandie , à 4 lieues au sud de Mortain.

VI. Kal. Augusti apud Sanctum Hylarium (1). Ibi sunt monachi de Sancto Benedicto exempti cum expensis prioratus.

V. Kal. Augusti apud abbatiam Montis Morelli (2), ordinis Sancti Augustini. Ibi sunt XV canonici intus commorantes, et extra VIII, in prioratibus. Quatuor habent prioratus; unus solus, commoratur in uno priorata, statuimus quod revocetur ad claustrum, vel adjungatur ei socius. Habent in redditibus circa DCC. libras turonenses, non debent quoniam plus debeatur eis de bono debito. Licet sepe computetur de statu domus, non computatur coram aliquibus qui eligantur a conventu; ordinavimus quod eligantur a conventu coram quibus computetur; debent pensiones, circa XIIII libras; habent, circa X patronatus ecclesiarum. Leprosi non exhibentur in infirmaria ut deberent; ordinavimus quod unicuique dentur necessaria prout ejus infirmitas requirit.

II. Kal. Augusti apud Saceyum. (3) Ibi sunt tres monachi Majoris Monasterii, visitavimus ibidem; requisiti utrum fieret servitium cum nota, dixerunt quod sic et de nocte; requisiti utrum servarent silentium dixerunt quod non; requisiti utrum communiter viverent dixerunt quod sic; requisiti utrum vestirentur de communi, dixerunt quod sic; requisiti utrum bene redderentur vestes veteres in receptione novarum, responderunt quod sic, aliter non darentur; requisiti utrum prior haberet curam animarum monachorum, responderunt quod sic; requisiti utrum omnes essent sacerdotes, responderunt sic; requisiti utrum omnes celebrarent missas suas, res-

(1) St.-Hilaire-du-Harcouet, petite ville, à 2 lieues sud-ouest de Mortain.

(2) L'abbaye de Montmorel, à 2 lieues 1|2 au sud d'Avranches, au confluent du Beuvron et de la Sélune. V. la carte de Cassini, m°. 95.

(3) Sacey, à 4 lieues au sud d'Avranches.

ponderunt quod ibi est quidam vetus, qui propter sui debilitatem non celebrat; requisiti utrum confitentur secundum statuta pape Gregorii, et etiam quod in hoc preveniunt statuta predicta de communicatione similiter responderunt; requisiti quomodo jacent, dixerunt quod in culcitris. Interdiximus eis usum culcitrarum nisi in casu necessitatis, et a regula licito. Requisiti utrum carnes comederent, responderunt quod sic, interdiximus eis esum carnium nisi quatenus regula permittit. Habent in redditibus circa ducentas libras; non debent quoniam multo majora debeantur eis.

Kal. Augusti apud montem Sancti Michaelis. (1) cum expensis monasterii. In crastino visitavimus ibidem. Invenimus quod ibi sunt X L. monachi. Duo monachi in prioratibus soli; injunximus abbati quod eis socios adjungeret, vel eos revocaret ad claustrum. Seculares et mulieres passim intrant claustrum. In prioratibus non servant jejunia et carnes comedunt passim; precepimus abbati ut abstineri faceret et hoc abutentes puniret. Habent in redditibus V. M. (5000) libras turonenses, non debent quoniam multo majora debeantur eis.

IIII. Non. Augusti apud Lucernam (2), premonstracensis ordinis, cum expensis monasterii.

III. Non. apud Abrincas venimus, et recepti fuimus honorifice cum processione et pulsatione campanarum.

Invenimus quod ibi sunt quatuor sacerdotes qui celebrant majorem missam ad majus altare et faciunt omnes ebdomadas officium defunctorum; dicunt aliquando sine nota; aliquando clerici de choro pauperes negotiantur; verumptamen decanus nescit eos nominare. Injunximus eidem quod diligenter inquireret super his et corrigeret.

(1) La célèbre abbaye du Mont Saint-Michel.
(2) L'abbaye de la Luzerne, à 3 lieues au nord d'Avranches.

Ipsa die procuravit nos capitulum.

II. Non. Augusti fuimus cum episcopo ibidem , et visitavimus episcopum.

Non. Augusti venimus apud Parcum manerium episcopi cum expensis ipsius.

Visitatio Constanciensis diocesis (anno 1250).

VIII. Idus Augusti. Intravimus diocesim Constanciensem , et pernoctavimus apud *Sanctum Severum* (1) cum expensis nostris.

VII. Idus Augusti , ibidem cum expensis monasterii. Ibi sunt XVII monachi, habent tres prioratus, unum citra mare , et duos in Angliam. Omnes sunt sacerdotes preter quatuor. Non confitentur quolibet mense ; carnes comedunt passim , aliquando relicto refectorio. Habent in redditibus circa DCCC libras, nichil debent , habent pensiones circa L. libras , habent XXII patronatus ecclesiarum.

VI. Idus Augusti pernoctavimus apud *Villam Dei* (2) *de saltu capre* et procurati fuimus ab hospitalariis; eadem die ad nos accedens magister Nicholaus de Hostrehanis verba subsequentia protulit coram nobis. « Cum a venerabili « patre felicis recordationis G. , Dei gratia Constanciensi

(1) St.-Sever , chef-lieu de canton , à 3 lieues à l'ouest de Vire, dépend aujourd'hui du département du Calvados et du diocèse de Bayeux. Quelques-uns des bâtiments de l'abbaye subsistent encore, et l'église est devenue l'église paroissiale du bourg.

(2) Villedieu , petite ville du département de la Manche, dépendant de l'arrondissement d'Avranches , est directement à l'ouest et à 3 lieues environ de St.-Sever. Il paraît d'après le texte d'Odon Rigault que Villedieu bien moins considérable de son temps qu'il ne l'est aujourd'hui , dépendait de la commune de Sault-Chevreuil (*de saltu capre*) qui en est voisine.

« episcopo vacans prebenda in Constanciensi ecclesia michi Ni-
« cholao de Hostrehanis canonice sit collata, ac idem episcopus
« per annulum suum me de eadem investiverit, et pertinentibus
« ad eandem , et in ipsa ecclesia fuerit procurator meus ra-
« tione dicte prebende per vicarium ipsius episcopi nomine
« meo specialiter installatus , et dicte ecclesie canonici a me
« super hoc requisiti recusent et recusaverint contra justi-
« ciam me recipere in canonicum et in fratrem pro sue
« libito voluntatis , ad sedem apostolicam legitime appellavi.
« Appellavi etiam ad apostolicam sedem ne me non vocato
« spreto seu non admisso procedant ad electionem seu ad alios
« actus communes seu tractatus capituli, cum vellem possem et
« deberem personaliter interesse; appellavi etiam ne occasione
« prosecutionis juris mei seu possessionis memorate prebende
« aliquis executor vel alius aliquam sententiam in me fer-
« ret, seu contra me in prejudicium juris mei aliquid at-
« temptaret ; quas appellationes omnes et singulas a me
« legitime interpositas pater reverende O. Dei gratia Rothoma-
« gensis archiepiscope coram vobis innovo et adhuc ob causas
« predictas et singulas in scriptis appello , supponens me
« et mea protectioni sedis apostolice , supplicans ut presenti
« scripto in testimonium sigillum vestrum faciatis apponi :
« actum apud Villam Dei de saltu capri , anno Domini
« millesimo ducentesimo quinquagesimo die lune ante festum
« beati Laurentii. »

V. Idus Augusti , apud *Hambiam* (1) cum expensis mo-

(1) L'ancienne abbaye de Hambie qui avait été fondée, vers
1145, par un Paisnel, offre encore une église assez belle en
ruines et des constructions occupées par des fermiers , à 1|2
lieue au sud du bourg du même nom, lequel est situé à 4 lieues
au .S-S.-O. de St.-Lo , département de la Manche, et à 5 lieues
S.-E. de la ville de Coutances.

nasterii. Invenimus quod ibi sunt, XVII monachi ; quatuor
habent prioratus. In uno ipsorum commoratur monachus
solus. Injunximus abbati ut eum revocaret ad claustrum vel
ei socium adjungeret. Item similiter de alio solo commorante
in alio prioratu versus Constancias. Non habent sufficientes
calices quia non est ibi nisi unus calix ; non habent consti-
tutiones pape Gregorii ; parum confitentur; non habent ca-
meras privatas in dormitorio ; non servant jejunia regule ,
carnes comedunt semel ad minus qualibet ebdomada.
Habent in redditibus DC libras ; redditus non sunt bene
conscripti ; non est aliquis deputatus ad recipiendos hospites ;
non compntant secundum statuta pape Gregorii ; monachi
dicunt quod debent MC libras. Habent patronatus ecclesiarum
VI. Item monachi dicunt quod prior debet fieri per conventum.

IIII. Idus Augusti apud *Sanctum Laudum* (1) cum
expensis monasterii.

III. Idus Augusti ibidem , cum expensis nostris , et visitavimus ibidem. Invenimus quod ibidem sunt viginti V (25) canonici, omnes sunt sacerdotes preter quinque ; non confitentur
omnes abbati , sed de ipsius licentia ; alii confitentur : bis
tantum confitentur generaliter in anno , de cotidianis cotidie ;
multi exeunt in curiam illicentiati. Habent M. libras in redditibus,et debent circa vii^{XX}(140)libras;redditus non sunt conscripti , debent pensiones circa VIII libras ; quasi omnes
habent proprium et emunt vinum etiam quod est infra monasterium , quilibet securdum quod habet. Infirmi bene non
exibentur , bene ordinavimus et abbati injunximus quod in-
firmos secundum quod erunt exhibeat , et secundum monas-

_____

(1) St.-Lo , chef-lieu du département de la Manche ; l'abbaye
de St.-Lo offre encore des constructions intéressantes à l'extré-
mité de la grande place ; l'église devenue paroissiale a été dé-
crite par M. de Gerville et quelques autres antiquaires.

terii facultates. Item ordinavimus quod haberi tabernas omnino removeretur. Item inhibuimus ne aliquis ab alio seculari vel religioso aliquid donum accipiat sine abbatis licencia. Item si quid cum licencia acceperint, incontinenti tradant abbati. Item mulieres multociens veniunt ad monasterium, in cameris, et ibidem bibunt, videlicet alique de maioribus burgensibus ville, et canonicorum aliqui bibunt cum ipsis, videlicet coquinarius; haberi introitum mulierum interdiximus, et inhibuimus, ne aliqua mulier introducatur, et ne aliquis canonicorum cum ipsis bibere presumat. Item invenimus quod abbas dure se habet circa parentes canonicorum quando veniunt ad monasterium ut videant parentes suos et propter hoc est causa quedam, quia habent proprietatem. Item quando veniunt parentes sui accipiunt pitancias suas de diebus sequentibus ut dent parentibus suis, istud inhibuimus; claustrum non bene servatur, seculares passim intrant claustrum.

II. Idus Augusti ibidem,
Idus Augusti ibidem, } cum expensis nostris.

XVIII. Kalend. septembris Constanciis (Coutances).

XVII. Kalend. septembris, ibidem cum expensis capituli et visitavimus capitulum; invenimus quod ibi sunt viginti sex canonici et septem personas : videlicet quatuor archidiaconos, cantorem, magistrum scolarum et thesaurarium. Scolasticus, cantor, thesaurarius debent perpetuam residenciam; non habent marrencias (méreaux), nec deficientes in officio puniuntur : omnes canonici, licet non sint subdiaconi sedent in altis stallis, exeunt de choro passim, et sine licencia, et alte loquuntur de choro in chorum; non visitant thesaurum. Ordinavimus quod illud visitent de anno in annum. Non servantur munda ornamenta ecclesie. Magister Guilelmus de Oissel,

2

est ebriosus propter senectutem suam. Richardus de Tresgoz, negociator est. Magister Richardus Trigalos factor est melleiarum. Avisardus, Thomas Faber, Johannes Faber infamati sunt de incontinencia.

XVI. Kalend. septembris apud Sanctum *Paternum* (1) cum expensis prioratus. Ibi sunt duo monachi de Monte Sancti Michaelis in periculo Maris; carnes comedunt et utuntur culcitris; usum predictorum eisdem interdiximus. Habent in redditibus circa mille libras, de quibus reddunt monasterio suo; XL octingintas libras debent.

XV. Kalend. septembris fuit apud Briquevillam (2), cum expensis Johannis Pamernel archidiaconi Constanciensis.

XIIII. Kalend. septembris apud *Perers* (3), cum expensis monasterii sive prioratus ville.

XIII. Kalend. septembris apud monasterium de *Exaquio* (4), et visitavimus ibidem. Invenimus quod ibi sunt XXXVI, monachi; apud Sanctum Martinum de.... commoratur unus monachus solus; item in aliis duobus prioratibus. Injunximus abbati, quod det eis socios, vel revocet eos ad claustrum. Non observant jejunia regule et maxime itinerantes; eis interdiximus esum carnium, et injunximus ut jejunia regule plenius observarent; habent in redditibus M. CCCC. (1400) libras; debent circa CCCC. L. (450) libras, injunximus abbati quod ad minus bis in anno coram aliquibus a conventu electis computet de statu domus.

(1) St.-Pair, près de Granville ?

(2) Briqueville-la-Blouette, à 1½ lieue à l'ouest de Coutances.

(3) Périers, chef-lieu de canton, à 4 lieues au nord de Coutances.

(4) *De Exaquio*, de Lessay, abbaye, dont la belle église est encore intacte et sert de paroisse dans le bourg de ce nom. Lessay n'est qu'à 2 lieues N.-O. de Périers et est lui-même chef-lieu de canton.

XII. Kalend. septembris apud *Blancham Landam* (1), ordinis premonstatensis abbatie.

XI. Kalend. septembris apud Sanctum Salvatorem (2) ; visitavimus ibidem et invenimus , quod ibidem sunt XXV monachi et XIIII extra. Habent prioratus VI ; itinerantes , non servant jejunia regule ; panis elemosine nimis grossus est ita quod homines non possent comedere ex eo ; promiserunt quod bene emendarent. Ibi sunt duo advocati, qui expendunt plura que debent , et sunt insufficientes et notati de incontinentia ; habent circa mille libras in redditibus nec debent , inmo debentur eis multa quæ reliquit abbas defunctus. Abbas non computat ; ordinavimus quod abbas computet bis in anno , et officiales quolibet mense , et fiant scripta de compoto ; debent pensiones circa XX libras ; in prioratibus foraneis non observant jejuna regule , et edullio carnis utuntur. Interdiximus eis esum carnium , et injunximus abbati ut eis faciat regule jejunia observare , et a carnibus abstinere.

X. Kalend. septembris apud Montemburgi (3) cum expensu nostro, in crastino visitavimus ; invenimus quod ibi sunt XXXVII monachi ; quatuor prioratus ; in quolibet sunt duo monachi. Item in insulis (4) est unus monachus solus; ordinavimus quod revocetur , vel detur ei socius : omnes sunt sacer-

(1) L'abbaye de Blanche-Lande , à une lieue N.-E. du bourg de La Haye-du-Puits. L'église en ruine et une partie des maisons claustrales existaient encore il y a trois ans.

(2) St.-Sauveur-le-Vicomte , arrondissement de Valognes, à 5 lieues au S.-O. de cette ville.

(3) Montebourg, à 2 lieues au sud de Valognes , sur la route royale de Cherbourg à Paris. L'église de l'abbaye est complètement détruite ; une ferme occupe les maisons conventuelles encore subsistantes.

(4) Les Iles St.-Marcouf sur la côte Est du département de la Manche.

dotes preter novicios ; raro celebrant missas suas. Injunximus abbati quod corrigerentur ; plene non servant silentium , et maxime servientes in refectorio; injunximus abbati ut id emendet. Aliquando illicite comedunt carnes : eis interdiximus esum carnium , nisi quatenus regula permittit ; item in prioratibus carnes comedunt , id eis interdiximus ; hospitalitas bene non servatur , ordinavimus quod id emendaretur ; habent in redditibus , circa $_{III}^{C}$ (3oo) libras ; redditus non sunt conscripti , ordinavimus quod scriberentur in registris ; officiales non computant , statuimus quod computent quolibet mense particulariter , et bis in anno generaliter , coram electis a conventu secundum statuta pape Gregorii. Nihil debent ; debent pensiones circa XXX libras.

IX. Kalend. septembris apud *Ivetot* (1) in domo archidiaconi Johannis de Essayo cum expensis suis.

VIII. Kalend. septembris apud *Heauvillam* (2) cum expensis prioratus ; ibi sunt monachi de Majori Monasterio (Marmoutiers) duo. Requisivimus ab ipsis utrum insimul dicerent officium divinum ; dixerunt quod sic , et quod dormiunt simul; utuntur culcitris. Requisiti utrum confiterentur, dixerunt quod sic, unus alteri ; de statu domus nichil sciebant dicere quia prior erat novus, nec adhuc ibi fuerat moratus per quatuor dies.

VII. Kalend. septembris visitavimus prioratum de Wauvilla (3);quatuor sunt ibi monachi de Cerisiaco; non habent regulam;injuximus priori ut quamdam regulam quereret scriptam; item utuntur culcitris et passim comedunt carnes , interdiximus eis usum culcitrarum et esum carnium nisi quatenus eis

(1) Ivetot , à une lieue à l'ouest de Valognes , sur la route de Briquebec.

(2) Héauville , canton des Pieux , à 4 lieues de Cherbourg.

(3) Vauville est une commune de l'arrondissement de Cher-

regula permittit. Item non servant jejunia regule, precepimus eis ut ea plenius observarent; habent in reddittibus $\frac{cc}{vii}$ (700) libras; debent circa XL libras. Item injunximus priori ut sepius cum suis monachis computaret; pernoctavimus apud Charembroc cum expensis monasterii de Cesaris Burgo.

VI. Kalend. septembris venimus apud Cesaris Burgum (1) ordinis Sancti Augustini ; ibidem pernoctavimus cum expensis prioris de Wauvilla : ibi sunt XXVII canonici. Apud *Barbefleu* (2) moratur solus canonicus ; ordinavimus quod revocetur vel detur ei socius. Omnes sunt sacerdotes preter sex ; seculares passim intrant claustrum , statuimus quod apponatur custos ad hostium claustri et quod seculares arceantur a claustro ; item mulieres intrant ecclesiam usque ad altare , ordinavimus quod arceantur omnino et teneantur hostia clausa ne introeant. Non est aliquis institutus qui recipiat hospites. Ordinavimus quod aliquis ad hoc statuatur. Habent in reddittibus circa DCCC libras. Abbas non computat de statu domus. Statuimus quod ballivus quolibet mense computet cum abbate coram aliquibus electis a conventu particulariter , et generaliter bis in anno. Invenimus quod bladum non mensurabatur in repositione orreorum. Statuimus quod aliquis canonicus recipiat dicta blada , et mensuraret. Debent circa vii^{c} (700) libras. Abbas ebriosus est ; abbas non bene facit ordinem tenere , non jacet in dormitorio ; non

bourg, située à 4 lieues à l'ouest de cette ville, près de la mer, et sur le bord de l'anse ou petit golfe qui se trouve au sud du cap de la Hague ; on peut voir la position du prieuré de St.-Michel de Vauville sur le n°. 124 de la carte de Cassini ; l'église de la paroisse était à 1|4 de lieue au sud du prieuré.

(1) Abbaye de Cherbourg était à peu de distance de la ville actuelle sur la route de Querqueville.

(2) Barfleur , port de mer à 5 lieues à l'est de Cherbourg.

surgit ad matutinum, non comedit in refectorio, licet satis potens
sit. Item plus equitat quam necessitas monasterii requirit, im-
moderate expendit, habet inhonestam familiam, Beaulabaille,
Richardus et Guerardus. Non est sapiens dispensator bono-
rum temporalium; infirmi non exhibentur; facit superfluas
expensas. Item baillivus multa expendit pro quodam fratre
suo clerico qui, ut dicitur, de falsitate reprehensus fuit.

Ib. pernoctavimus cum expensis prioris de Wauvilla.

V. Kalend. septembris apud Montemburgi cum expensis nostris.

IV. Kalend. septembris apud Sanctum Cosmam(1), prioratum de clugniaco cum expensis prioratus; prioratum tenet magister Richardus Angali (Richard de l'Angle).

III. Kalend. septembris apud *Bohum* (2) Ibi sunt monachi de Majori Monasterio VIII. Omnes sunt sacerdotes preter duos; ipsos monuimus, quia exempti sunt; habent in
redditibus CC. octoginta (280) libras.

II. Kalend. ibidem cum expensis prioratus de *Santineyo*
quia locus non erat sufficiens visitavimus ipsum prioratum de
Santineyo (3); ibi sunt duo monachi de Sancto Nicholao An-
degavensi, non habebant regulam scriptam. Injunximus priori ut eam scribi faceret in brevi. Non servant jejunia regule,
ordinavimus ut melius observarent; item aliquando utuntur
carnibus; injunximus eis ut à carnibus abstinerent. Petrus socius prioris infamatus est de incontinencia, de quadam conjugata;
injunximus priori ut eum remitteret ad monasterium et alium
haberet.

(1) Saint-Côme du Mont, à 1 lieue au nord de Carentan.

(2) Bohon, à 2 lieues au sud de la petite ville de Carentan.

(3) Sainteny à l'ouest de Bohon, et à deux lieues 1|2 S. S.-O.
de Carentan.

Ipsa die venimus apud *Marchesies* (1) , et procurati fuimus , cum expensis monasterii sive prioratus.

Kalendis septembris visitavimus apud Marchisi, et invenimus ibi tres monachos de Colomeriaco. Non habent
regulam , injunximus eis quod unam quererent. Item utuntur
culcitris et carnibus ; interdiximus eis culcitras et esum carnium , nisi quantum eis regula permittit. Item non servant
jejunia regule; ordinavimus eis ut melius observarent. Habent
in redditibus CC. Libras , debent circa lx libras. Item injunximus priori ut statum domus sociis suis signaret. Ita quod
scirent que et quanta et quibus debent et que et quanta et
a quibus eis debentur.

Ipsa die venimus apud *Sanctum Fromondum* (2) , et
pernoctavimus ididem cum expensis prioratus.

IIII. Non. septembris visitavimus ipsum prioratum ; ibi
sunt XV monachi de Cerisiaco (Cerisy), omnes sunt sacerdotes.
Seculares aliquando intrant claustrum ; ordinavimus quod
à claustro et à choro arceantur quantum poterint bono modo.
Monachi absque licencia exeunt in curiam ; injunximus priori
ne aliquem sine licentia , vel alterius qui ordinem tenuerit ,
exire permittat ; et qui illicentiatus exiverit , graviter puniatur. Itinerantes non observant jejunia regule ; injunximus
eisdem ut plenius observarent ; quod si quis in hoc delique-
rit , secundum statutum Domini Gregorii Pape puniatur.
Item invenimus quod semel in quindena carnibus utebantur ,
eisdem interdiximus esum carnium nisi quatenus regula per-

(1) Marchesieux , à 4 lieues de Carentan et 1 lieue 1|2 au sud
de Sainteny.

(2) St.-Fromond sur la rive gauche de la Vire , à 3 lieues au
nord de St.-Lô; les restes du prieuré sont encore visibles près
de l'église paroissiale.

mittit ; item injuximus priori quod aliquem monachum ad
hoc idoneum statuat qui recipiat hospites prout decet ; item
eidem injuximus quod redditus prioratus integre conscribi
faciat in registro. Habent in redditibus quingintas libras et
debent circa XL. libras.

Ipsa die pernoctavimus apud *Nuvylliacum* (1), Bajocensis
diocesis , cum expensis episcopi de gratia.

Ordinatio monasterii de Cesaris Burgo.

« Frater Odo permissione divina Rothomagensis ecclesie
« minister indignus, dilecto filio viro venerabili magistro Jo-
« hanni archidiacono Constanciensis ecclesie salututem eter-
« nam in domino Jesu Christo (2). Ex officii nostri debito
« visitando nostram provinciam, ad ecclesiam de Cesaris burgo
« accedentes , ibidem invenimus reformanda, que sub tergi-
« versatione pertransire nolumus nec debemus. In primis or-
« dinamus quod ad ostium claustri apponatur custos diligens
« qui seculares arceat quantum poterit bono modo. Item sta-
« tuimus quod chori claudantur ostia ; ita quod seculares non

---

(1) Au château de Neuilly qui appartenait à l'évêque de Bayeux;
la commune de Neuilly est située à 1 lieue au sud-ouest de
la petite ville d'Isigny , arrondissement de Bayeux. Les ruines du
château sont à peu de distance et au sud-ouest de l'église, dans
un terrain très-bas, entre la Vire et la petite rivière d'Elle
(*Voir ma statistique monumentale du Calvados*).

(2) En quittant le diocèse de Coutances , Odon adresse à l'ar-
chidiacre ses observations sur les abus qu'il a remarqués et
que l'on a déjà vus mentionnés dans le journal de l'archevêque :
cette lettre , espèce de résumé , se trouve intercalée dans le
journal et nous l'imprimons de même. On a vu (page 6) une
semblable lettre adressée à l'évêque de Séez , sur les abus dont
les chanoines de cette cathédrale se rendaient coupables.

« introeant et maxime mulieres que divinum officium impe-
« diunt et conventum. Item prout juris est injunximus quod
« canonicus qui solus est apud *Bareflou* revocetur ad claus-
« trum, vel ei detur competens socius et honestus. Item in-
« jungimus quod statuatur aliquis canonicus qui hospites re-
« cipiat et eisdem provideat sicut decet. Item statuimus quod
« abbas coram conventu vel aliquibus ab ipso electis de statu
« monasterii computet de cetero bis in anno ad minus. Item
« quod ballivus de misiis et receptis coram aliquibus similiter
« à conventu electis semel in mense ad minus computet cum ab-
« bate. Item volumus ob causas aliquas quod ballivus a balli-
« via absolvatur; ad ipsum nullatenus resumendum nisi de nos-
« tra licencia speciali. Item volumus quod canonicus aliquis sta-
« tuatur qui blada, cum venerent, recepiet cum mensura, et
« reponat in horrea mensurata, et de expensa bladorum quoli-
« bet mense reddat plenius rationem. Item statuimus quod infir-
« mi in infirmitorio bene et honeste exhibeantur, prout eorum
« exiget necessitas secundum monasterii facultates. Item abba-
« ti injungimus ut melius quam consueverit sequatur conven-
« tum in ecclesia, claustro, refectorio, dormitorio, et aliis
« prout debet. Item quod canes non habeat inhibemus nisi canes
« tantum modo ad perdices, immo prout promisit nobis ipsos
« prorsus abjiciat infra mensem(1). Item quod familiam inho-
« nestam ejiciat et superflos servientes, quos hactenus dicitur
« habuisse. Item volumus et ordinamus quod aliam sibi
« cameram eligat que per claustrum a secularibus nulla tenus
« adeatur et illa quam modo habet pro infirmitorio habeatur.»

(1) L'archevêque défend à l'abbé de conserver les chiens inu-
tiles dont il avait à ce qu'il parait un assez grand nombre ; cet
abbé avait aussi trop de domestiques.

Visitatio diocesis Bajocensis.

III. Non. septembris apud Cerisiacum (1) ibi sunt monachi circa XL ; omnes sunt sacerdotes preter quinque. Aliquando comedunt carnes preter necessitatem ; eis interdiximus esum carnium, nisi quatenus regula permittit. Habent in redditibus $\frac{m}{II}$ (2,000) libras. Redditus non sunt conscripti in voluminibus. Ordinavimus quod conscribantur in registris. Debent circa $\frac{XX}{VII}$ (140) libras. Ordinavimus quod abbas computet coram aliquibus à conventu electis. Debent pensiones circa XL libras. Item invenimus quod quidam prioratus qui vocatur Marsey ubi solent esse duo monachi, privatur servitoribus suis et traditus fuit cuidam seculari qui vocatur magister Nicholaus de Bleue (2).

II. Non. septembris apud prioratum de *Plasseyo Grunbot* (3) ordinis Sancti Augustini cum expensis domus ibi invenimus XV canonicos ; aliqui canonici commorantur soli in parrochiis, precepimus quod revocarentur ad claustrum, vel darentur eis socii. Omnes sunt sacerdotes. Habent in red-

(1) La célèbre abbaye de Cerisy-la-Forêt, située dans le bourg de ce nom, à 6 lieues O. S.-O. de Bayeux, et à 3 lieues E. N.-E. de St.-Lô. Elle faisait partie du diocèse de Bayeux. Cerisy dépend aujourd'hui de Coutances, et fait partie du département de la Manche.

(2) Marcey près de Mortrée (Orne), à 1 lieue d'Almenêches, prieuré qui avait été donné à Cerisy en 1174 par Hugues de Ballon, chevalier. Il a été déjà question, à l'article Almenêches, de ce Nicolas de Bleue qui avait des rapports avec une religieuse du couvent.

(3) Le Plessis-Grimoult, arrondissement de Vire, où se trouvait le principal château de Grimoult-du-Plessis qui se révolta contre Guillaume en 1047. Le Plessis est à 6 lieues S.-O. de Caen, à 8 lieues au S. de Bayeux, et à 6 ou 7 lieues de Cerisy. *(Voir ma statistique monumentale du Calvados, et le V°. volume de mon Cours d'Antiquités, page 149.)*

ditibus xii (1200) libras; nihil debent. Ordinavimus quod
redditus conscribantur in registris ; debent pensiones
circa XL libras.

Ipsa die comparuit coram nobis prior de *Landa Patricii*(1)
responsurus de statu domus sue, quia ipsam non potuimus adire;
invenimus per eum quod ibi sunt tres monachi secerdotes et ha-
bent in redditibus $\underset{\text{IIII-X}}{\text{XX}}$ (90) libras turonenses. Utuntur culcitris
et carnes comedunt. Interdiximus eis culcitras et esum carnium,
nisi quatenus regula permittit. Non habent regulam scriptam,
injunximus priori ut querat regulam unam vel scribi faciat.

Nonis septembris apud abbatiam *de Alneto* (2) citerciensis
ordinis venimus cum expensis abbatie.

VIII. Idus septembris venimus apud *Sanctum Vigo-
rem* (3) juxta Baiocas, ibi sunt circa tredecim monachi ; ibi
sunt sex sacerdotes. Capitulum non tenetur cotidie. Injunximus
priori ut hoc emendaretur. Non servant statutum Pape Gregorii
quantum ad articulum confessionis. Injunximus ut plenius
observarent ; non servatur silentium in claustro ; seculares
passim loquuntur in claustro cum monachis. Non est aliquis
custos ad hostium claustri ; injunximus ut aliquis custos
apponatur ad hostium claustri , et quod silentium ser-
vetur horis statutis, et quod non loquatur cum secularibus
in claustro. Passim vadunt in curiam ; inhibuimus eis ne

---

(1) Lalande-Patry, près de Flers, arrondissement de Domfront.

(2) L'abbaye d'Aulnay , à 1½ de lieue à l'ouest du bourg de
ce nom qui fait partie de l'arrondissement de Vire. Aulnay est
à 2 lieues du Plessis-Grimoult , au nord.

(3) St.-Vigor , près Bayeux , prieuré dépendant de St.-Bé-
nigne de Dijon. Les bâtiments claustraux existent encore ; la
porte d'entrée , qui paraît du XIVe. siècle, a été plusieurs fois
dessinée. L'église sert de grange. (*Voir ma statistique monumentale du Calvados.)*

de cetero exeant claustrum a parte anteriori, nisi cum licentia speciali. Passim comedunt carnes preter necessitatem ; eis interdiximus esum carnium nisi quatenus regula permittit. Habent in redditibus vi^{c} (600) libras. Non computat prior cum sociis suis de statu domus ; statuimus quod prior computet ad minus bis in anno cum sociis suis generaliter et fiant scripta quorum alter remaneat penes priorem et alter penes conventum ; reddunt sex libras abbatie et debent pensiones.

VII Idus septembris comparuit coram nobis prior de Essartis (1), prout eidem mandavimus ; certificatur nos de statu prioratus sui quia adire ipsum non potuimus bono modo. Invenimus per eum quod in prioratu suo sunt quatuor monachi et debent ibi sex esse, sed abbas quia domus gravata erat, ipsos alleviavit de duobus monachis : non habent ibi regulam ; injunximus priori ut regulam quereret et faceret scribi. Item utuntur culcitris et carnibus ; interdiximus eis usum culcitrarum et carnium, nisi quatenus regula permittit. Item monachi exeunt extra portam absque licentia ; inhibuimus ei ne ipsos exire permittat licentia non petita. Item non observant jejunia regule, injunximus ut plenius observarent. Habent in redditibus CC. L. libras debent circa XL. libras.

Ipsa die recepti fuimus honorifice in Baiocensi ecclesia (la cathédrale de Bayeux), et visitavimus capitulum Baiocense. ibi sunt XII personatus. Requisivimus utrum debeant residentiam, responderunt quod dicunt quod non. Ibi sunt quatuor vicarii qui celebrant pro canonicis ad majus altare. Nec canonici serviunt ad majus altare, nisi in majoribus festis. Non sunt statute marantie, nisi de epistola et evangelio misse nimium murmurantur in choro. Item requisivimus quis habebat curam animarum capituli ; alii dicebant quod episcopus et alii quod decanus. Injunximus capitulo ut

_____

(1) Peut être St.-Jean des Essartiers, à 6 lieues au sud de Bayeux.

in primo capitulo generali ordinarent et viderent quis ipsorum curam haberet. Petrus Franchise, communis subdiaconus notatus est de ebriositate. Circa personas canonicorum invenimus quod Johannes Rustici notatus est de ebriositate ; decanus de turpi questu ut pote qui mutuat pecuniam canonicorum, et multo aut aliquanto tempore post accipit eorum communias. Jordanus clericus archidiaconi Johannis notatus est de malo discursu per villam de nocte; Theobaldus de Omato, Johannes Rustici, Guillelmus de Clera canonicus, de arctatione servitii. Item Theobaldus et Guillelmus de Clera vadunt ad aves et canes. Jacobus Boicervoise per unicum infamatus est de usura. Item Johannes de Sancto Martino et Radulphus de Bosco, per unicum de incontinentia. Temporalitas eorum canonicorum male vadit. De consensu capituli injunximus, episcopo, decano et . . . . . ut vice nostra, premissa corrigerent et ordinarent. Ipsa die procurati fuimus a capitulo.

VI. Idus septembris visitavimus episcopum in capitulo, per canonicos et inquisivimus quomodo se habebat in exercendis pontificalibus, in predicationibus, in dedicationibus ecclesiarum, in ordinandis clericis, in collatione beneficiorum et prebendarum, in receptione clericorum ad ecclesias et curas, in conservandis edificiis et redditibus ad mensam suam spectantibus. Responderuntque unanimiter quod in omnibus hiis per optime se habebat, et omnia circa ipsum invenimus in bono statu. Ipsa die qua fuit festum nativitatis beate virginis celebravimus missam in majori ecclesia in pontificalibus cum pallio, et procurati fuimus ab episcopo.

V. Idus septembris fuimus apud *Dovram* (1) manerium dicti episcopi cum expensis ejus de gratia.

(1) Le château de la baronnie de Douvres, à 3 lieues au nord de Caen, qui appartenait à l'évêque de Bayeux.

Ipsa die per magistrum guillelmum Angensem archidia-
conum visitavimus monasterium de *Longues* hambionensis or-
dinis(1).Ibi sunt XXII monachi nec plures esse consueverunt;
habent duos monachos in prioratibus solos commorantes;statui-
mus quod revocentur ad claustrum vel adjungantur eis socii.
Habent in reddidibus circa CCCC.libras;debent circaXL.libras
turonenses et VII bladi pro pensionibus ; carnes comedunt
sine necessitate, eis interdiximus esum carnium nisi quatenus
regula permittit.

IIII. Idus septembris, apud Ardennam monasterium premonstratensis ordinis cum expensis abbatie.

III. Idus septembris apud sepulchrum de Cadomo (2) cum
expensis capituli; in crastino visitavimus ibidem: decanus non
debet residentiam ; non est ibi numerus certus canonicorum ;
omnia communia invenimus in bono statu.

Decanus infamatus est de quadam Rothomagensi que vocatur
Aaliz au Pié, et accipit communiam suam liberam et dupli-
cem, contra consuetudinem.

II. Idus septembris in monasterio Sancti Stephani de Cadomo (5) cum expensis monasterii ; invenimus quod ibi sunt
LIIII monachi, omnes sunt sacerdotes preter octo, prioratus
utuntur carnibus; habent in reddidibus $\overset{\text{il}}{\text{IIII}}$ (4000) libras turonenses et C. X libras stellingorum; statuimus quod redditus
conscribantur in libris; debent circa $\overset{c}{\text{xv}}$ (1500) libras et
debetur eis circa $\overset{c}{\text{v}}$ (500) libras. Ordinavimus quod coram
aliquibus electis a conventu computet abbas et officiales de
statu domus : debent pensiones circa, CC. libras. Johannes

(1) L'abbaye de Longues, près de la mer, à 2 lieues au nord
de Bayeux.
(2) Le chapitre du Sépulchre à Caen.
(3) L'abbaye de St.-Étienne de Caen.

Randre et Thomas de Ostrehan seminatores sunt discordiarum,
inventores fabularum, et inobedientes. Ipsos aspere monuimus, licet alias moniti fuissent.

Idus septembris, in monasterio monialium Sancte Trini-
tatis cadomensis (1) cum expensis monialium. Invenimus quod
ibi sunt LXV moniales, nec est ibi certus numerus monialium statutus. Una non clamat aliam, nisi quedam que depu-
tate sunt ad clamandum juniores. Aliquando nutriunt
alaudas et aviculas in cagiis; precepimus haberi aviculas
removeri. Nesciunt quantum habent in redditibus, et dicunt
quod plus debetur eis quam debeant, nec sciunt statum monasterii; tamen abbatissa computat in camera sua coram
aliquibus annatis, et refertur compotus in capitulo, coram
omnibus. Et dixerunt quod hec eis bene sufficiunt. Habent in
redditibus in Anglia, circa viii (160) libras stellingorum;
citra mare, circa M. M. D (2500) libras turonenses. Diximus
officiali Baiocensi ut dicat abbatisse ut coram aliquibus
monialibus computet que eligantur a conventu. Ibi sunt quatuor canonici et dicitur quod ab initio fuerunt sacerdotes et
ad hoc statuti ut essent sacerdotes et residerent ibi; episcopus
de novo ordinavit, quod a modo illi quibus conferentur ille
prebende jurent ordines et residentiam.

XVIII. Kalend. octobris apud *Fonteneium* (2) cum
expensis abbatie; invenimus quod ibi sunt monachi nigri
XXIII; solent esse XXX: omnes sunt sacerdotes preter quinque. Multi sunt qui non confitentur quolibet mense. Ordinavimus, ut statutum super hoc observetur. Itinerantes non ser-

(1) L'abbaye de Ste.-Trinité de Caen, fondée par Mathilde,
femme de Guillaume-le-Conquérant.
(2) Fontenay-sur-Orne, à 1 lieue 3|4 au sud de Caen.

vant jejunia ; ordinavimus quod aliquis monachus instituatur
ad recipiendos hospites seculares. Habent in redditibus circa
DCCCC (900) libras turonenses ; ordinavimus quod redditus
conscribantur in registris. Item statuimus quod abbas bis in
anno ad minus computet de generali statu coram aliquibus
electis à conventu, et officiales quolibet mense. Debent circa
CCCC libras ; debent pensiones circa XX libras.

Eadem die misimus magistrum Stephanum de Lorriaco
socium nostrum ad abbatiam beate *Marie de Valle* (1)
ut ibi visitaret loco nostri. Invenit ibi XIII canonicos ordinis Sancti Augustini ; omnes sunt presbyteri preter duos ;
quidam canonicus deservit in quadam ecclesia solus : dictum
fuit eis quod ei adjungatur socius vel revocetur ad claustrum.
Habent in redditibus circa D (500) libras ; debent circa C
libras.

XVIII. Kalend. octobris apud Troarcium cum expensis
monasterii (2); invenimus quod ibi sunt XLIIII monachi. Itinerantes non servant jejunia ; injunximus eis ut plenius observentur. In prioratibus non observant jejunia et utuntur carnibus et culcitris. Eis interdiximus usum carnium et
culcitrarum, et injunximus ut regule jejunium observarent.
Habent in redditibus circa IIIM (3000) librarum ; debent
circa CCC libras. Statuimus quod eligantur aliqui de conventu, qui audiant compotum abbatis et officialium ; debent
pensiones circa XXX libras.

XVII. Kalend. octobris apud Sanctum Imerium (3) Lexo-
viencis diocesis transeundo cum expensis nostris.

(1) L'abbaye du Val, à 2)lieues au sud de Harcourt, et à 6
lieues S.-O. de Caen.
(2) L'abbaye de Troarn, à 3 lieues à l'Est de Caen.
(3) Le prieuré de St.-Imer à 1|2 lieue S.-O. de Pont-l'Évêque.

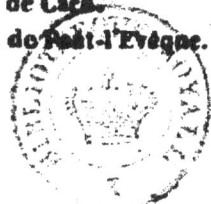

www.ingramcontent.com/pod-product-compliance
Lightning Source LLC
Chambersburg PA
CBHW070748210326
41520CB00016B/4632